reinhardt

Sonja Feichter

Offen gesagt

Vom Ansprechen und Aussprechen

Friedrich Reinhardt Verlag

Projektleitung: Claudia Leuppi
Korrektorat: Daniel Lüthi
Cover: Siri Dettwiler
ISBN 978-3-7245-2576-9

Der Friedrich Reinhardt Verlag wird vom Bundesamt für Kultur mit einem Strukturbeitrag für die Jahre 2021–2024 unterstützt.

www.reinhardt.ch

Für Michael – durch ihn lehrte mich das Leben
vieles über Gesundheit und Kranksein

Inhaltsverzeichnis

Einleitung

Einer der bekanntesten Heiler der christlichen Kultur ist der Evangelist Lukas, der nach einer Textstelle im Brief des Apostels Paulus an die Kolosser Arzt gewesen sein soll (Kol. 4,14). Diese Symbolik finden wir auch im Siegel der Medizinischen Fakultät der Universität Basel,[1] welches durch den Stier des Evangelisten geziert wird.

Lukas, ein junger Assistenzarzt, der vor einigen Jahren nach dem gerade erst abgelegten Staatsexamen mit seiner Arbeit an unserer Klinik begann, bat mich eines Tages um Rat, was er im Umgang mit Patienten beachten solle. Natürlich wollte ich ihm helfen, doch war es nicht einfach, auf Anhieb die Erfahrung vieler Jahre medizinischen Alltags in einige griffige «Take-away»-Ratschläge zu verpacken.

Der Aufbau einer Beziehung lässt sich nicht so einfach vorführen wie beispielsweise das Untersuchen von Hirnnerven oder Gelenken. Für den Umgang mit Patienten gibt es keine Algorithmen, Grenzwerte, klaren Definitionen. Er ist geprägt vom Gegenüber Arzt–Patient, Gesund–Krank, Erwartungen, vielleicht auch Enttäuschungen, Zeitdruck, Schmerzen, Angst, Fachwissen, Fachsprache … Der einzige gemeinsame Nenner ist der Mensch. Die Kommunikation

[1] https://geschichte.medizin.unibas.ch/de/vor-1800/die-siegel/

muss also von Mensch zu Mensch – *zwischen* zwei Menschen – stattfinden, mit den Vorzeichen, die Spital, Krankheit und Situation vorgeben.

Ich konnte Lukas damals aus dem Stegreif nur einen kleinen Teil dessen vermitteln, was nun in diesem Büchlein zu finden ist, ist doch die Arbeit an diesem Thema eine stetige und nicht endende Arbeit an sich selbst, welche von der eigenen Reflexion, Entwicklung und den immer neuen menschlichen Begegnungen genährt wird, wächst und lebt.

Im Laufe der Zeit sammeln wir – neben unserer Arbeit als Mediziner – Erfahrungen im Leben: Beziehungen, Trennungen, Geburten und Todesfälle, Krankheiten, persönliche Erfolge und Niederlagen … und wachsen daran. Aus diesem Erfahrungsschatz können wir zunehmend schöpfen, wenn es um die Behandlung, Betreuung und Begleitung unserer Patienten geht – mein kleinster Patient wog knapp 500 Gramm, die älteste Patientin war mit 104 Lebensjahren gesegnet.

Seit der Begegnung mit Lukas habe ich es mir zur Aufgabe gemacht, die eigenen Erfahrungen und Gedanken in einfache und verständliche Texte zu verpacken. Diese kleinen Lese-Häppchen – Begebenheiten aus dem Klinikalltag, die vielleicht so stattgefunden haben oder aber so hätten stattfinden können – sollen die Aufmerksamkeit auf Inhalte lenken, die im hektischen Klinikalltag nicht immer die ihnen gebührende Achtung finden oder mitunter in ihrer Bedeutung nicht genügend wahrgenommen werden.

Ich bin weder gelernte Philosophin noch ausgebildete Psychologin. Dies ist auch kein Lehrbuch mit dem Anspruch auf Vollständigkeit oder darüber hinaus Wissenschaftlichkeit, sondern eine Sammlung kleiner alltäglicher Begebenheiten, die den geschätzten Leser zum Schmunzeln, Stirnrunzeln oder Nachdenken anregen mögen, und den jungen Kollegen eine kleine Orientierung im für sie noch ungewohnten Klinikalltag geben können.

Der Einfachheit halber ist im Text die männliche Form gewählt. Es sind in dieser Sammlung explizit alle Menschen jeglichen Geschlechts gleichwertig angesprochen.

Geduld und Er-Wartung

Eine Managerin Mitte vierzig war zum ersten Mal im Spital; wegen einer schweren Darmentzündung wurde sie auf die Station aufgenommen und bekam neben den kargen Mahlzeiten, bestehend aus Zwieback und Tee, Antibiotika über die Vene verabreicht. Jeden Tag fragte sie aufs Neue, ob sie nicht schon gehen könne, wohlwissend, dass die Infektion noch nicht abgeheilt und ihre Verdauung nicht in Bestform war. «Wissen Sie, ich kenne das nicht, dass mein Körper nicht funktioniert», sagte sie. Ich antwortete ihr: «Ihr Körper funktioniert, er ist am Heilen, aber dazu braucht er Zeit. Zeit, die Sie ihm gewähren müssen.»

Durchwachte Nächte im Spital sind lang. Sehr lang. Sie können sich endlos dahinziehen, die Zeit scheint stillzustehen, ungewohnte Geräusche, Gerüche und Empfindungen treten hervor, der Stundenzeiger will sich nicht vorwärts bewegen. Übelkeit, Angst und Schmerzen sind in diesen Stunden treue Begleiter. Gedanken bekommen ihre Bühne, sie wirken greller, realer und bedrohlicher als tagsüber, wenn sich die Welt im Sonnenlicht wieder in ihrem gewohnten Rhythmus bewegt.

Vom lateinischen Begriff für Geduld «patientia» leitet sich das deutsche Wort Patient ab, wobei «patiens» leidend oder erduldend bedeutet.

Ist es doch bereits im Alltag häufig eine Herausforderung, sich zu gedulden, etwas abzuwarten, so ist in Zeiten grosser Anspannung das Bewahren der Geduld etwas vom Schwierigsten überhaupt. Der heutige Zeitgeist verlangt danach, alles Gewünschte sofort zur Verfügung zu haben, was dank des schnell voranschreitenden technischen Fortschritts auch immer weiter ermöglicht wird. Wann haben Sie zuletzt einen Brief von Hand geschrieben oder eine Postkarte gesendet? Bei den meisten Menschen muss es schnell gehen, eine E-Mail oder ein Foto werden noch in derselben Sekunde versendet – selbstverständlich in Erwartung einer umgehenden Antwort.

Doch Medizin – deren technische Entwicklung rasant voranschreitet und die uns in immer kürzeren Zeitabständen immer noch bessere und genauere Möglichkeiten für Diagnostik und Behandlungen bietet – ist im Alltag zum grössten Teil währschafte Hand- und Kopfarbeit. Nicht nur die sichtbare Arbeit der Pflegenden und des Arztes am Krankenbett, sondern des gesamten Teams, welches für den Patienten zu einem grossen Teil unsichtbar hinter den Kulissen arbeitet.

Das Spital ist keine Fabrik, und jeder Patient ist in seiner Situation mit seiner Erkrankung einzigartig. Befunde müssen aufbereitet, analysiert, durchdacht, gewertet, eingeordnet und besprochen werden, ehe das Resultat zum wartenden Kranken gebracht werden kann, ihm erläutert wird und eine Empfehlung gegeben und dadurch der nächste Behandlungsschritt eingeleitet werden kann.

Das Warten auf die Untersuchungsbefunde, das Er-Warten der Entscheide, auf ein «Wie geht es weiter», kann zermürbend sein, aber es braucht seine Zeit – Zeit, die langsam oder schnell verstreichen kann.

Zeit ist relativ. Sie wird vom Menschen in Einheiten von Sekunden, Minuten und Stunden unterteilt. Dieses starre Muster nehmen wir individuell sehr unterschiedlich wahr: Ein Moment, der im Mittelalter als eine Zeitspanne von 90 Sekunden festgelegt worden ist, kann sich für den Wartenden endlos lange hinziehen – oder augenblicklich verstreichen. Ein vom Arzt ausgesprochenes «Einen Moment, ich komme gleich wieder zu Ihnen» fühlt sich für ihn sehr wahrscheinlich anders an als für den Wartenden.

Für die meisten «Patientias», deren Untersuchungsresultate das weitere Vorgehen, ihr Schicksal bestimmen, verrinnt die Zeit endlos langsam während der langen Tage und noch längeren Nächte im Spital, die sie auf der Station verbringen. Wobei auch dieser Begriff aus dem Lateinischen stammt und so viel wie «Stillstand» bedeutet.

Die Kunst ist hier, sich dem Wartenden in seinem Ausharren, seiner Ungeduld, seinen Ängsten anzunehmen, ihn in seiner Situation zu verstehen. Eine kurze Information zwischendurch kann diese Anspannung etwas lindern: «Die Resultate sind noch nicht da; sobald ich mehr weiss, gebe ich Ihnen Bescheid.» Dies zeigt ihm, dass man sich damit beschäftigt, interessiert ist und er nicht vergessen wird.

Auch das Abwarten der Heilung, die wir bestmöglich unterstützen, welche aber doch die Natur, der Körper selber bewerkstelligen muss, kann an den Geduldsfäden zerren. Ein guter Freund von mir hat einen wunderbaren Spruch, welcher mit wenigen Worten all dies zusammenfasst und den Patienten regelmässig ein Lächeln ins Gesicht zaubert: «Das Gras wächst nicht schneller, wenn man daran zieht.» Oder, wie es schon Hippokrates um 400 v. Chr. ausdrückte: «Medicus curat, natura sanat.» «Der Arzt behandelt, die Natur heilt.» Die Natur braucht Zeit, um zu heilen. Wir können sie unterstützen, aber es gibt keine Abkürzung.

Augenhöhe

Ein feiner Herr mittleren Alters kam in unsere Klinik zur Abklärung einer neu diagnostizierten Krebserkrankung der Speiseröhre. Die Diagnose, die gesamte Situation war für ihn ungewohnt und neu. Ich kam für das Eintrittsgespräch und die anschliessende Untersuchung zu ihm ins Zimmer, nahm mir einen Stuhl und setzte mich zu ihm ans Bett. Er erzählte mir viel, von sich, seiner Familie, seine Geschichte. Am Schluss bedankte er sich für «das Gespräch auf Augenhöhe», das habe er noch nie erlebt, es sei für ihn eine wunderbare neue Erfahrung gewesen.

Die Augen sind als Sitz der Seele eine Eintrittspforte, ein direkter Zugang zum Menschen. Emotionen wie Aufrichtigkeit und Ehrlichkeit, Angst, Unsicherheit, aber auch Freude und Zuversicht spiegeln sich in ihnen wie auf einer Bühne, sie geben den Blick frei in das Seelenleben des Menschen, spiegeln dessen Innenleben in die Aussenwelt.

Sich tief in diese Augen zu blicken oder einem Blick standzuhalten, soll auch die Ehrlichkeit unserer Absicht, diesem Menschen Gutes zu tun, ihn heilen zu wollen, unterstreichen und bestärken.

In den Zeiten der Maskenpflicht während der Coronapandemie haben die Augen eine noch grössere Bedeutung erhalten, sind doch der Mund und unsere Mimik zum grossen Teil unter diesem schützenden Stück Gewebe verborgen – *augen*zwinkernd sei hier ein Hinweis auf die mystischen Initiationen alter Kulturen erlaubt: In der Einweihung lernt der Neophyt erst das schweigende Sehen, bevor das Sprechen hinzukommen darf – zahlreiche Steinfiguren in den grossen gotischen Kathedralen Europas bezeugen dies dem aufmerksamen Beobachter.

Bereits im Mittelalter wurden bei der Behandlung von Patienten Masken verwendet, meist aus Leder gefertigt und mit Kräutern versehen. Die erste Maske im Operationssaal datiert von 1897, war aus Mullbinden gefertigt und wurde von Johann von Mikulicz-Radecki getragen. So bedeckt die Maske das Gesicht des Chirurgen auch heute jeden Tag während vieler Stunden im Operationssaal. Die Augen sind durch das abgedeckte Gesicht hervorgehoben, ein Augen-Blick zeigt schnell, wie es um den anderen steht.

Der Patient gibt dem Arzt einen Behandlungsauftrag («Heile mich vom Krebs», «Entferne den entzündeten Blinddarm» oder «Heile den gebrochenen Arm meines Kindes»), und der Arzt willigt ein – ein Pakt zwischen Arzt und Patient entsteht, in der beide ihre Rolle einnehmen, aber zugleich auf menschlicher Ebene absolut gleichberechtigt sind. Beide sind Menschen, haben Rechte und Pflichten, kennen Angst, Freude und Leid, Furcht vor dem Ungewissen, Neugier, Zweifel und Zuversicht. So können sich Arzt und Patient als Mensch und Mensch auf einer Ebene finden, und nichts anderes soll dieses Begegnen auf Augenhöhe bezeugen.

Wille zur Heilung

Die alte Dame wurde aufgrund einer Blutzuckerentgleisung im Spital aufgenommen. Doch trotz der regelmässigen Messungen und angepassten Medikation liess sich ihr Zucker nicht zufriedenstellend korrigieren. Bald fand sich die Erklärung: Die Patientin hatte im Nachttisch einen währschaften Vorrat an Süssigkeiten angelegt. Warum sie das denn tue, obwohl ihr Blutzucker so schlechte Werte habe, fragte ich sie. «Ich bin hier, weil meine Familie mich gedrängt hat», antwortete sie, «eigentlich will ich das gar nicht.»

Der Begriff *Heil* steht für Glück, Gesundheit, Rettung oder Erlösung, wir finden ihn in Heilung oder Heiligkeit wieder. Das Gegenstück dazu ist *heil-los* oder *Un-heil*, was zur Beschreibung von etwas Schlimmem oder Elendem dient.

Hippokrates soll einmal gesagt haben: «Bevor du jemanden heilst, frage ihn, ob er geheilt werden möchte.» «Natürlich», denken Sie sogleich, «jeder will doch geheilt werden!»

Durch Biografie, Erfahrungen, Ausbildung, Kultur und religiöse Ansichten und das dadurch geformte eigene Bild der Welt haben erkrankte Menschen häufig eine gänzlich eigene

Vorstellung für den Grund ihrer Erkrankung, über die Mechanismen, die nun in ihrem Körper ablaufen – und somit auch davon, wie die Behandlung erfolgen soll, wie ihre Heilung erreicht werden kann. So können die Ansichten und Ideen von Arzt und Patient unter Umständen in grundlegend verschiedene Richtungen auseinanderweichen.

Erst aber durch Erwartungen können Enttäuschungen entstehen. Indem nicht das geschieht, was man sich erhofft, indem man nicht das erhält, was man sich erwünscht, kann eine schmerzhafte Unzufriedenheit aufkommen und das Vertrauen in den Behandelnden und seine Behandlung und somit auch das Erreichen der Heilung mindern und im schlechtesten Fall verhindern. Je höher und genauer die Erwartungen sind, desto grösser ist die Gefahr der Enttäuschung, wenn diese Vorstellungen nicht erfüllt werden.

Um solche Enttäuschungen möglichst nicht entstehen zu lassen, ist ein offener und klarer Austausch in beiden Richtungen auf Augenhöhe unerlässlich. «Was sind Ihre Vorstellungen der nächsten Tage oder Wochen?» oder «Was können wir Ihnen bieten?» könnten klärende Fragen in solchen Situationen sein.

Unsere Aufgabe ist es, klare Worte in einer dem Kranken verständlichen Wortwahl so aussprechen, dass sich Patient und Arzt verstehen und die Heilung als ein *gemeinsames* Ziel, welches über einen *gemeinsam* gewählten Weg erreicht werden kann, *gemeinsam* festgelegt wird.

Ein häufiges Bild, welches ich im Alltag beobachte, ist der im Spitalbett liegende Patient, der nun darauf wartet, dass er geheilt wird – darauf wartet, dass etwas geschieht, dass «etwas passiert». Vielleicht ist es eine Operation oder ein Medikament, das gegen seine Krankheit eingesetzt werden kann – doch damit allein ist es nicht getan. Man kann den Kranken aus der passiven, erduldenden Rolle partizipieren lassen an *seiner eigenen* Heilung. Und tatsächlich sind viele Patienten (und übrigens auch die Angehörigen!) dankbar, wenn man ihnen vorschlägt, was sie denn selber beitragen können – wie zum Beispiel regelmässig aus dem Bett aufzustehen, Atemübungen durchzuführen, genügend zu trinken, soziale Kontakte zu pflegen oder sich sonst etwas Gutes zu tun.

Be-Handlung

Ein frühgeborener Knabe, welcher acht Wochen vor dem geplanten Termin bereits in der 32. Schwangerschaftswoche zur Welt gekommen war, wurde nach seiner Geburt auf die Neugeborenenstation gebracht und dort in eine Isolette gelegt. Blutdruck und Puls waren schwach, und er brauchte zusätzlichen Sauerstoff über eine kleine Nasenbrille. Die junge Mutter befand sich in einer schwierigen gesundheitlichen Situation und kam nur selten, um ihren Sohn zu besuchen. Wenn aber sie oder eine Pflegende den kleinen Menschen im Arm hielt, so besserten sich seine Vitalwerte augenblicklich, er war ruhiger, weinte weniger und atmete besser. Wurde er dann wieder zurück in seine Isolette gebettet, sanken Blutdruck und Puls erneut ab, die Atmung verschlechterte sich, und er brauchte die Sauerstoffbrille wieder.

Der Arzt behandelt Patienten. Der Patient will behandelt werden. Der Begriff «Behandlung» enthält die Wörter «Hand» und «Handlung», beinhaltet also das «Hand anlegen» im Sinne von «etwas tun».

Aus dem Altgriechischen «cheiro» formte sich das Lateinische «chiro», welches beides «Hand» bedeutet und so dem

Chirurgen «cheirurgia» als «Arbeiten mit der Hand», «Handwerk» oder auch «Handwirkung» seinen Namen gab.

Dieses «Hand anlegen» beginnt beim Reichen der Hände zur Begrüssung des Patienten und findet seine Perfektion in den komplexen und faszinierenden Operationen der Chirurgen.

Bereits bei der einfachen körperlichen Untersuchung, wo neben der Beobachtung und dem Abhören vor allem das Abtasten eine wichtige Rolle spielt, findet in der Untersuchung bereits die «Be-Handlung» statt, wir fassen an, berühren, betasten – und versuchen den Menschen und sein Leiden zu be-greifen.

Die Hand und daraus die Handlung und somit unsere Behandlung sind etwas so Zentrales, so immens Wichtiges im Umgang mit Patienten – und doch würdigen wir den Stellenwert im Alltag nicht genügend.

Viele Handlungen können heute mithilfe von (kleinen) Maschinen erledigt werden, wie zum Beispiel das Messen von Puls, Blutdruck, Temperatur oder Sauerstoffsättigung.

Es dauert eine Viertelminute, um die Pulsfrequenz des Patienten mithilfe der eigenen Finger und einer Uhr zu ermitteln. Diese unscheinbaren Alltags-Handlungen können einen grossen Einfluss auf den Patienten haben – er wurde persönlich be-handelt. So können kleine Rituale im Klinikalltag entstehen: Die tägliche Untersuchungen wie Pulstasten, das Abtasten der Bauchdecke oder das Abhören von Herz und Lunge bringen nicht nur rein medizinische Informationen; hier kommt man dem Patienten nahe, kann sich auf ihn einlassen; in gewissen Situationen können diese Handlungen etwas Verbindendes, Heilendes oder Beruhigendes haben und können dem Patienten das Gefühl geben, gut aufgehoben, gut be-*hand*-elt zu sein.

Doch die Behandlung geht über das Manuelle hinaus, sie beschreibt auch den Umgang mit den uns anvertrauten Patienten. Und wie wir das machen sollen, lässt uns beispielsweise der Evangelist Matthäus wissen: «Behandelt die Menschen so, wie ihr selbst von ihnen behandelt werden wollt.» Immanuel Kant beschreibt dies einige Jahrhunderte später als kategorischen Imperativ: «Handle so, dass die Maxime deines Willens jederzeit zugleich als Prinzip einer allgemeinen Gesetzgebung gelten könnte.»

Im Begriff Behandlung steckt das Wort Handlung, das heisst etwas tun, etwas möglichst Richtiges tun – richtig zu handeln. Der Eid des Hippokrates ist eine (erste) schriftliche Verfassung der ärztlichen Ethik, die auch heute noch zu einem grossen Teil aktuell ist:

«... Meine Verordnungen werde ich treffen zu Nutz und Frommen der Kranken, nach bestem Vermögen und Urteil; ich werde sie bewahren vor Schaden und willkürlichem Unrecht ...»

An-Gehörige

«Nehmen Sie regelmässige Medikamente ein?» ist eine der Fragen beim Eintrittsgespräch. Ich fragte also auch den eleganten Herrn, der zur Abklärung bei einer neu diagnostizierten Krebserkrankung in unsere Klinik gekommen war. «Nur eines – sie sitzt hier» war die Antwort dieses älteren Mannes, und er blickte liebevoll zu seiner Ehefrau, die auf einem Stuhl neben ihm sass. Sie lächelten sich an, und es war klar, wo seine Kraft, seine Ressourcen lagen.

Es trifft nie den Patienten alleine – immer leiden die Angehörigen mit, sind manchmal sogar mehr in Sorge als der Patient selber.

Nur schon das Wissen, dass auch an die Angehörigen gedacht wird, dass wir uns auch ihrer Sorgen und Ängste gewahr sind, kann die Situation lindern und entspannen, denn Angehörige *gehören* dem Patienten *an*: «Danke, dass Sie gestern mit meinem Ehemann telefoniert haben», sagte die Patientin auf der Morgenvisite zu mir. «Er war abends ganz entspannt und nun bin ich es auch. Er hat in den letzten Tagen solche Angst gehabt.»

Sich die Zeit für ein Gespräch mit den Angehörigen zu nehmen, gehört zur Behandlung des Patienten zweifellos dazu. An-gehörige wollen und sollen an-gehört werden, denn auch sie sind häufig in Sorge um ihr geliebtes Familienmitglied.

Gespräche mit den Angehörigen sind für den Kranken mitunter immens wichtig: Häufig versteht er nicht alles und kann sich viele Dinge nicht merken – der Kranke ist gestresst, im «Ausnahmezustand», hat Ängste und Sorgen, leidet vielleicht unter Erschöpfung und Schmerzen, wird zudem jeden Tag mit Informationen überflutet. Deshalb ist es ihm eine Erleichterung, wenn er seine Sorgen und Lasten mit seiner Familie teilen kann.

«Ich bin da und kann doch nichts tun», höre ich immer wieder. Viele der Angehörigen fragen, was sie beitragen können oder sind unglücklich, weil sie das Gefühl haben, nichts tun zu können, sei es die Ehefrau des älteren Patienten oder die Eltern des Neugeborenen – und sehen das Wertvollste nicht, das doch vor Augen ist: Da zu sein, Partnerin oder Partner, Mutter oder Vater, Tochter oder Sohn zu sein. Sie müssen nichts Kompliziertes tun, nichts Medizinisches leisten – dafür sind wir ja da. Sie nehmen Teil an der Behandlung, indem sie am Bett sitzen, trösten, die Hand halten, unterstützen, Mut zusprechen, Halt geben, ein Anker sind in der ungewissen Zeit der Krankheit. Viele Patienten blühen auf, wenn die Angehörigen da sind, sie in der Familie Geborgenheit und Unterstützung erfahren können, einen Boden unter den Füssen haben, denn Kraft und Ressourcen der Angehörigen können gewaltig sein und Erstaunliches bewirken.

Wir sehen den Patienten in der Regel alleine vor uns, doch müssen wir uns immer wieder bewusst werden, dass er ein Teil eines Gefüges aus Familie, Freunden, Beruf und sozialem Umfeld ist. Er hat Aufgaben, Verantwortung, Interessen, Termine, Sorgen und Wünsche. Vielleicht bekommt er durch seine Krankheit Probleme im Job, hat Angst um seine Arbeitsstelle, kann sich nicht mehr um seine Haustiere kümmern oder seinen gesellschaftlichen Interessen oder Verpflichtungen nachkommen.

Jugend und Alter: Erfahren und Erfahrung

Ein Patient mit einer fortgeschrittenen Krebserkrankung brauchte einen permanenten Venenzugang für die geplante Chemotherapie. Dieser sogenannte «Port» sollte am nächsten Tag eingelegt werden. Eine junge Kollegin im ersten Ausbildungsjahr sollte diesen kleinen Eingriff unter Anleitung eines erfahrenen Kollegen durchführen und den Patienten für die Operation aufklären. «Werden Sie das machen?» war die etwas zweifelnde Frage des Patienten im Hinblick auf das junge Alter der Ärztin.

Die junge Kollegin führte diesen Eingriff am Folgetag perfekt aus. In der zweifelnden Frage des Patienten schwang jedoch mehr mit: Wie soll eine junge Assistenzärztin, die frisch mit ihrem Arztdiplom in der Hand auf unserer Station ihre ersten Schritte in die Medizin tat, das Ausmass der Krebserkrankung des Patienten in seiner ganzen Komplexität und Bedeutung für ihn und seine Familie, seine Werte und Hoffnungen verstehen können?

Die entstehende «Zweierbeziehung» zwischen jungem oder altem Arzt und jungem oder altem Patienten lässt durch den Austausch beide etwas erfahren, gibt neue Ideen, Gedanken und Inspirationen und mehrt so den menschlichen und fachlichen Erfahrungsschatz des Arztes wie auch des Kranken. Im besten Fall können beide voneinander lernen und miteinander wachsen.

Hier tut sich also eine Chance für beide auf, etwas aus gänzlich neuen Perspektiven und Sichtweisen zu erfahren. Die Neugier und das frisch gelernte Wissen der Jungen zusammen mit der Erfahrung und Weisheit der Alten können einen wunderbaren Austausch ergeben, eine Chance für beide – denn manchmal frage ich mich, wer wen führt und begleitet.

Zufall kommt von zu-fallen

Ein Mann mittleren Alters war in einem Zweibettzimmer untergebracht. Der Bettnachbar konnte bereits nach kurzer Zeit nach Hause gehen, allerdings um einige Tage später für die geplante Operation wiederzukommen – leider war dann ein anderes Zimmer vorgesehen. Der Mann wollte ihn unbedingt wiedersehen, denn zwischen diesen beiden Menschen hatte sich in kurzer Zeit eine schöne Freundschaft entwickelt. Er sagte: «Vom ersten Moment an hat die Chemie gestimmt, wir haben uns einfach wunderbar verstanden», und besuchte ihn jeden Tag in seiner neuen Unterkunft zwei Türen weiter, bis er selbst geheilt nach Hause gehen konnte.

So verschieden Menschen wie wir als Ärzte, als Kollegen untereinander sind, so sind es auch die Patienten. So wie es zwischen diesen beiden Patienten zu einer spontanen Freundschaft kam, so kann auch die Chemie zwischen Arzt und Patient «stimmen» – oder auch nicht.

Ich habe mir viele Gedanken gemacht, durch welche Umstände die Zweierkombination von Arzt und Patient zustande kommt. Einige Patienten werden durch den Hausarzt an einen bestimmten Arzt zugewiesen, häufiger jedoch werden sie in eine Sprechstunde angemeldet, und dann den behandelnden Ärzten je nach Fachgebiet und Verfügbarkeit zugeteilt. Ein Grossteil der Patienten wird über die Notfallstation aufgenommen, sodass die Begegnungen vom Dienstplan und der Bettensituation im Haus abhängig sind – also den Gegebenheiten «zufallen». Jede dieser Beziehungen birgt nun etwas in sich, das nicht absehbar ist. Die Vorzeichen sind klar definiert: Der eine Mensch ist in der Rolle des Arztes, der andere Mensch in der des Patienten; der Patient ist krank und braucht Hilfe, der Arzt hat das Wissen dazu und soll den Patienten heilen.

Doch jede einzelne Begegnung kann neben dieser «geschäftlichen» Ebene auch einen ganz persönlichen Inhalt haben, vielleicht etwas Überraschendes, vielleicht etwas Verbindendes, etwas Schönes oder sogar etwas Störendes. Und meistens kann man aus diesen Begegnungen, diesen Kombinationen etwas mitnehmen, wenn man die Augen dafür öffnet: ein Lächeln, ein Augenzwinkern, einen Buchtipp, etwas zum Nachdenken bis hin zu einer Lektion fürs Leben.

Arzt und Mediziner

Liebe Frau Dr. Feichter

Wie versprochen sende ich Ihnen meine «Ansprache» für angehende Doktoren!

Was ist der Unterschied zwischen einem Arzt und einem Mediziner? Der Mediziner sieht nur die Krankheit und vergisst den Menschen hinter der Diagnose. Der Arzt sieht vor allem den Menschen hinter der Krankheit. Ich finde, dass das den guten Arzt ausmacht und das ist für den Patienten immens wichtig. Der Arzt sollte mit Empathie und Mitgefühl (nicht Mitleid!) auf den Patienten eingehen und ihm alles erklären. Für den Patienten ist es das A und O, damit er sich verstanden und ernst genommen fühlt. Aufklärung ist so wichtig, dadurch versteht der Patient seine Krankheit und kann auch besser damit umgehen und sie akzeptieren.

Ich habe in Ihrer Klinik sehr gute Erfahrungen gemacht, meine Angst vor Schmerzen wurde nicht abgetan, nein, ich wurde von so lieben Menschen aufgefangen, informiert und entsprechend therapiert. Nochmals DANKE dafür!

Eine schöne Adventszeit und weiterhin viel Freude an Ihrer Arbeit! Sie bleiben in meiner Erinnerung!

Liebe Grüsse, T.G., Dezember 2017

«Jetzt muss ich schon wieder *zum Blinddarm*, die hat tausend Fragen», stöhnte der Assistenzarzt genervt. «Warst du schon einmal krank im Spital?», fragte ich ihn. Er sei bisher immer gesund gewesen, sagte der vor Leben und Kraft strotzende junge Arzt Ende zwanzig. «Siehst du», sagte ich zu ihm, «das war sie bisher auch. Sie war auch noch nie im Spital – im Gegensatz zu dir ist ihr diese Welt aber völlig fremd. Für dich ist es *nur ein Blinddarm* – für sie ist es eine neue, unbekannte, unangenehme und vielleicht sogar bedrohliche Situation. Bitte gehe noch einmal zu ihr hin und erkläre ihr alles, was sie wissen möchte.»

In unserem Kulturkreis wird die Frage «Woraus besteht der Mensch?» in der Regel mit der Dreieinigkeit aus Körper, Geist und Seele beantwortet.

In der Schulmedizin wird vornehmlich der Körper behandelt. Doch müssen wir uns bewusst sein, dass unsere Klinik keine «Service-Werkstatt» sein soll und wir uns nicht nur auf den «kaputten» Teil des Körpers konzentrieren, sondern den Menschen als Ganzes behandeln und heilen wollen.

«Treat the whole body – not only the hole in the body», hörte ich vor Jahren auf einem Kongress, und dieser Spruch begleitet mich seither.

Deshalb sollen wir auch nicht despektierlich vom *Blinddarm* sprechen, sondern den Patienten beim Namen nennen – um somit den Schritt vom Mediziner zum Arzt machen.

Alltag und Ausnahme

Es war einer der ersten schönen Tage im April. Das frische Grün der Bäume im Park leuchtete in der Morgensonne, die Luft war klar und noch winterlich frisch. Die schon etwas ältere Dame mit kurzen grauen Haaren war am Abend zuvor aufgenommen worden, eine erneute Darmentzündung hatte sie wieder in unser Spital geführt. Auf der ersten Visite lernten wir uns kennen: Sie sass am Bettrand, wippte leicht vor und zurück und atmetet schwer. Sie habe starke Schmerzen, sie könne nicht ruhig sitzen, und aufgrund der Nahrungskarenz habe sie Übelkeit vor lauter Hunger. «Frau Doktor, ich bin in einem Ausnahmezustand», fasste sie ihr Befinden kurz und prägnant zusammen. «Sie haben recht», entgegnete ich, «und nun versuchen wir, Sie so schnell wie möglich wieder in Ordnung zu bringen.»

Ein schon etwas in Mitleidenschaft gezogener Zettel, der von Generationen von Studenten und Assistenzärzten weitergegeben wird und der vom vielen Kopieren nur noch schwer lesbar ist, fiel auch mir während meiner Studienzeit in die Hände und begleitet mich seither. Der Autor ist nicht bekannt, doch der Inhalt ist aktuell wie zur Stunde, als der

Verfasser diese Worte zu Papier brachte. Der Titel lautet «Advice from a Patient» und der erste Satz heisst sinngemäss: «Dies ist für dich ein ganz normaler Arbeitstag, aber in meinem Leben ist es *a big day* – ein grosser Tag.»

Dieser Ausnahmezustand wurde von der alten Dame sofort erkannt und beschrieben. Vielen Patienten hilft es, wenn man es für sie formuliert: In einer Notfallsituation oder nach einer Operation sehe ich häufig, dass Menschen ihr Befinden nicht einordnen können; sie wundern sich über Unwohlsein, Schmerzen, Müdigkeit oder über die Tatsache, dass sie mehr Schmerzmittel «als normal», oder auch einmal ein Beruhigungsmittel zum Schlafen benötigen. Ein Patient beschrieb treffend, er fühle sich «wie ein Käfer auf dem Rücken».

Die Versicherung und das Anerkennen, dass es sich um eine Ausnahmesituation handelt, dass das derzeitige Befinden oder der Bedarf an zusätzlichen Medikamenten in diesem Moment in Ordnung ist, und dass sich der Zustand in den kommenden Tagen sehr wahrscheinlich wieder bessern wird – dass der Alltag somit in Sichtweite rückt – beruhigt die meisten Patienten.

Ich höre immer wieder den Satz «Ich war doch noch nie krank.» Zu Beginn konnte ich diese banal erscheinende Aussage nicht einordnen. Doch bald merkte ich, dass hier dieser Ausnahmezustand aus einer anderen Perspektive wieder beschrieben wird: Der Patient befindet sich in einer Situation, die er nicht kennt, die neu für ihn ist, denn er war ja noch nie krank.

Gleichzeitig kann die Situation der Krankheit mit Scham verbunden sein, vielleicht empfindet der Patient seine Erkrankung auch als persönliche Schwäche oder diese neue Situation ist ihm peinlich: Man kann nicht mehr das tun, was man sonst immer tut, und begegnet fremden Leuten, bekleidet nur mit einem Spitalnachthemd, die gewohnte Privatsphäre ist ein Stück weit ausser Kraft gesetzt, man ist hilflos und auf andere angewiesen. Das Feststellen, das «Entschuldigen» und Einordnen dieser neuen, unangenehmen Situation steckt ebenfalls in dieser immer wieder geäusserten Aussage.

Die neu gestellte Diagnose eines Patienten mag für uns alltäglich und häufig sein, für den Patienten aber ist sie weder alltäglich noch häufig – er wird zum ersten Mal mit dieser Diagnose, einer neuen Krankheit konfrontiert. Für ihn ist es «eine grosse Sache», die Unsicherheit, Angst und Fragen auslösen kann. Sie kann Mauern zum Einsturz bringen und bedeutet einen Einschnitt in das Leben dieses Menschen.

Ansprechen und Aussprechen

«Wir haben leider eine schlechte Nachricht», begannen wir das Gespräch mit der Patientin, die wegen Bauchschmerzen aufgenommen worden war. «In den Gewebeproben wurden bösartige Zellen gefunden – Krebszellen.» «Ich habe es schon erwartet», entgegnete sie gefasst, «aber gehofft, dass es nicht so sei. Nun weiss ich es.»

«Im Anfang war das Wort» lesen wir bereits zu Beginn des Johannes-Evangeliums. Wenn Vermutungen ausgesprochen werden, somit Substanz bekommen und zu Wort werden, sind sie in dieser Welt angekommen. Das ausgesprochene Wort ist gesagt und kann nicht rückgängig gemacht werden. Gedanken bekommen einen Namen, sind nun real und fassbar, sind präsent, bekommen Gewicht, vielleicht auch eine Schwere.

Gewisse Dinge anzusprechen und auszusprechen fällt auch uns Ärzten schwer. Das kurze Innehalten, Luft holen und Anklopfen, bevor man zum Patienten ins Zimmer tritt, um eine schlechte Nachricht mitzuteilen, kennt jeder von uns.

Doch gewisse Dinge anzusprechen, kann dem Kranken auch Erleichterung verschaffen, eine vermutete Erkrankung bestätigen, um somit den weiteren Weg der Behandlung zu öffnen.

«Ich sehe, Ihnen geht es nicht gut?», «Wie geht es mit der Moral?», «Was sind Ihre Gedanken über das Sterben?» können direkte und ehrliche Fragen sein, die mitunter überraschende Antworten liefern.

Zum Thema Ansprechen und Aussprechen gehört auch das «Aussprechen-Lassen». Das Zuhören ist eine besondere Art des Schweigens, die dem Gegenüber die Gelegenheit, die Leinwand gibt, seine Gedanken zu formulieren und auszusprechen.

Nur zu hören, was der andere spricht, ohne uns in unseren eigenen Gedanken wiederzufinden, den Redenden zu unterbrechen oder bereits Antworten auf noch nicht fertig formulierte Gedanken zu geben, ist eine Herausforderung, besonders in der heutigen Zeit – von der man doch immer zu wenig hat – oder sich zu wenig nimmt.

Ja, zuhören braucht Zeit, benötigt ein schweigendes Gegenüber. Wir wollen unsere Patienten nicht interviewen oder abfragen, sondern ein Gespräch auf Augenhöhe führen. Der Patient will gehört werden. Wir hören zu und gehören in diesem Zuhören dem Gegenüber – wir sind zugehörig. Erst auf diesem Boden können tiefere, ehrliche Antworten wachsen. Wir müssen uns also diese Zeit für den Kranken nehmen, ihn ausreden lassen und nicht ins Wort fallen. Häufig kommen bereits nach ein paar Momenten der Stille die persönlichen Dinge hervor.

Wenn besonders wichtige Dinge besprochen werden sollen, lohnt es sich, dies vorher klar zu sagen: «Wir müssen heute etwas Wichtiges zusammen besprechen» gibt dem Patienten Orientierung. Sich einen Stuhl zu nehmen oder sich zusammen an einen Tisch zu setzen und das Telefon beiseitezulegen, sind wichtige Voraussetzungen für ein ruhiges Gespräch. Wenn viele neue Informationen zu besprechen sind, kann es sich auch lohnen, zwei kürzere, wohldosierte Gespräche als eine lange Besprechung zu führen.

Patient und Arzt sehen sich in der Regel einmal am Tag während der Visite. Für den Kranken ist dieses Zeitfenster die einzige Möglichkeit, Dinge direkt zu fragen oder zu besprechen, hier erfährt er, wie es um ihn steht und wie es weitergehen soll.

Der Arzt ist aber auch «hinter den Kulissen» mit dem Patienten beschäftigt, ohne dass dieser es zwangsläufig bemerkt: sei es durch Besprechungen mit den Pflegenden,

Telefonate mit Kollegen, Erstellen von Verläufen und Berichten, Ausfüllen von Zeugnissen, Schriftverkehr mit den Versicherern, Anmeldungen für Untersuchungen oder Therapien oder das Zusammentragen von Resultaten, welche an gemeinsamen Rapporten besprochen werden müssen.

Der Patient erlebt seinen Arzt also nur in einem täglichen Zeitfenster von wenigen Minuten. Für ihn ist diese Visite ein wichtiger Teil des Alltags in der Klinik, auf den er mitunter den ganzen langen Spitaltag wartet. Das Bewusstsein um den Stellenwert dieser Visite für den Patienten ist für den Arzt somit absolut essenziell.

Fingerspitzengefühl und ärztliche Kunst

Einige Wochen nach einer gut verlaufenen komplexen Operation konnte der ältere Herr nach Hause gehen. «Danke, dass Sie sich um meinen Gesundheitszustand kümmern», sagte er mit einem verschmitzten Lächeln beim Verabschieden.

Für mich ist ein *Job* die Möglichkeit, Geld zu verdienen, um den Alltag zu bestreiten, sich eine Wohnung, Versicherungen, Lebensmittel, Kleider und die eine oder andere Annehmlichkeit leisten zu können.

Der Begriff *Beruf* hingegen ist im Wort *Berufung* enthalten und impliziert für mich dadurch eine tiefe Hingezogenheit und Verbundenheit zur ausgeführten Arbeit.

Die ärztliche Arbeit zähle ich zu Zweitem. Es ist eine Berufung, denn ohne Hingabe, Interesse, Engagement und inneres Feuer wäre diese Arbeit nur schwerlich und nicht erfüllend auszuführen.

Was macht also den Job zum Beruf und weiter zur Kunst – zur «ärztlichen Kunst»?

Die Antworten sind so vielfältig, wie es Mediziner gibt, doch einiges ist ihnen wohl allen gemeinsam:

Zuerst das Interesse an Menschen und Menschlichkeit. Im Umgang mit Menschen braucht es einen grossen Fundus an Fähigkeiten, die, an die jeweilige Situation angepasst, hervorgeholt werden können: Diplomatie, Empathie, aber auch Klarheit und die Fähigkeit, sich abzugrenzen, gehören dazu, ebenso Humor und Ernsthaftigkeit, die Fähigkeit, Patienten zu führen, aber ihnen gleichzeitig Raum zu geben.

Dann die bereitwillige Übernahme der Verantwortung für die anvertrauten Menschen, welche grosses persönliches Engagement verlangt.

Und natürlich das Interesse an fachlichen Inhalten, deren Spektrum in der Medizin nahezu unbegrenzt erscheint (denken Sie an die Vielfalt der praktischen Ärzte, an die Wissenschaftler und Autoren, an die Kollegen, welche die meisten Menschen nur selten zu Gesicht bekommen wie Pathologen, Rechtsmediziner oder Labormediziner, die bei Kanton, Bund oder bei Versicherungen angestellten Kollegen, die politisch aktiven Ärzte oder Mediziner, die sich besonders für den Umweltschutz einsetzen, Kollegen, die freiwillig in Krisenregionen reisen oder bei Non-profit-Organisationen arbeiten). Einige bevorzugen die Karriere, sich hochzuarbeiten und fachlich eine hohe Expertise zu erlangen. Andere sind glücklich im «Daily Business» und setzen ihren Schwerpunkt auf der praktischen, alltäglichen Seite.

Die Kunst entsteht für mich durch eine Perfektion der eigenen Fähigkeiten in Kombination mit einem ausbalancierten Wissen und Können, welche einem Aussenstehenden durchaus als Leichtigkeit imponieren kann.

Stellen Sie sich vor, wie Sie im Konzertsaal sitzen und ein Klavierkonzert von Chopin erleben: Die Hände des Pianisten gleiten über die Tasten, er dosiert seine Stärke und Feinheit, Kraft und Zerbrechlichkeit, wie auch das Tempo und die Lautstärke. Als Zuhörer denken Sie in diesem Moment nicht an die vielen Jahre Fingerübungen, Frustrationen und Misserfolge. In dieser Stunde geniessen Sie die Musik und beobachten die Arbeit des Pianisten fasziniert, der dieses Stück in einer unglaublichen Perfektion aufführt. Für Sie hört sich die Musik einfach leicht und richtig an, sodass es gar nicht anders sein könnte.

Wenn auch Sie diese Leichtigkeit im übertragenen Sinne in Ihrer Arbeit, sei es im Gespräch, bei Untersuchungen oder im Operationssaal, vermitteln können, machen Sie den Schritt vom Beruf zur Kunst.

Sprechen Sie Deutsch?

Eine bald achtzigjährige, schwerhörige Dame wurde über unsere Notfallstation mit der Diagnose einer akuten Divertikulitis aufgenommen. «Die Ärztin hat etwas von Darmentzündung gesagt, die Blutwerte sind schlecht und im CT hat man etwas Auffälliges gesehen», war ihre Antwort auf meine Frage, warum sie im Spital sei. «Zudem darf ich nichts essen und bekomme Infusionen mit starken Antibiotika», war ihr zusammengefasstes Wissen.

Der behandelnde Arzt kam zu ihr auf Visite, sprach von Divertikulitis, redete von konservativer Therapie, untersuchte den Bauch, verordnete ein Labor für den Folgetag und ging, mit dem Telefon am Ohr, wieder nach draussen. Die alte Dame wusste danach so viel wie zuvor – nämlich vor allem, dass mit ihr etwas nicht in Ordnung war.

Unsere Patientin wusste nicht, dass ihre Divertikulitis eine Form der Dickdarmentzündung ist, und sie wusste auch nicht, dass wir unter konservativer Therapie die nicht-operative Behandlung mit Antibiotika, Nahrungskarenz, intravenöser Flüssigkeit und Schmerzmitteln meinen. Es wurde zwar mit ihr gesprochen – verstanden davon hat sie aber nicht viel.

Um ein gemeinsames Ziel zu erreichen – in den meisten Fällen die Heilung des Patienten – ist ein gemeinsames Planen des Weges dorthin unerlässlich. Damit der Patient geheilt werden kann, muss er aber zuerst einmal wissen, wovon er denn geheilt werden soll. So müssen wir in verständlichen Worten die Krankheit erklären. Die meisten der Patienten haben kein Medizinstudium hinter sich, verstehen unsere medizinischen Fachbegriffe nicht und können weder Lateinisch noch Griechisch sprechen. Es ist also von absoluter Wichtigkeit, die Wörter in einer Sprache zu wählen, die der Patient versteht – in meiner Region ist dies meistens Deutsch.

Fachbegriffe, die wir im Alltag regelmässig verwenden, gehören für uns zum selbstverständlichen Basiswortschatz – sind für unsere Patienten aber Fremdwörter.

Häufig verstehen sie solche Begriffe nicht oder nur einen Teil oder falsch. Und noch häufiger trauen sich die Patienten nicht, nachzufragen. Dass mit *Labor* eine Blutuntersuchung gemeint ist, dass *Laparoskopie* eine Bauchspiegelung ist, dass *Sekret* Wundwasser bedeutet oder dass ein *CT* eine Röntgenuntersuchung darstellt, ist lange nicht allen Patienten geläufig, und viele sind dankbar für eine kurze Erläuterung.

Ein Bild sagt mehr als tausend Worte

Ein junger Patient, der gerade erst das Erwachsenenalter erreicht hatte, wurde wegen einer Magen-Darm-Entzündung stationär aufgenommen. Zufällig wurde im Labor ein erhöhter Wert des Leberwertes «Bilirubin» gesehen und die Diagnose eines «Icterus intermittens juvenilis Morbus Meulengracht» gestellt.

Sein Gesichtsausdruck dürfte ähnlich gewesen sein wie Ihrer beim Lesen dieser Diagnose – er konnte damit überhaupt nichts anfangen.

Ich nahm mir ein Stück Papier, einen Stift, einen Stuhl und zehn Minuten Zeit, um dem jungen Mann anhand einer Skizze zu erklären, wie es zu dieser harmlosen Stoffwechselstörung des Gallenfarbstoffes kommt. Als ich danach hörte, wie er es seinen Kollegen am Telefon erklärte, wusste ich, dass er es gut verstanden hatte – obwohl er mit Medizin bisher nichts zu tun hatte.

Wenn Sie schon einmal das Gesellschaftsspiel «Tabu» gespielt haben, in dem es darum geht, einen Begriff zu umschreiben, ohne jedoch eine Auswahl definierter Wörter zu nennen, sodass die Mitspieler die gesuchte Bezeichnung erraten können, dann wissen Sie, wie schwierig das Umschreiben einfacher Ausdrücke mitunter sein kann.

Einfacher ist es, komplizierte Sachverhalte in einer Skizze festzuhalten. Sie müssen hierfür weder eine künstlerische Ader noch Unmengen freier Stunden zur Verfügung haben, um gemeinsam mit dem Patienten eine grafische Zusammenfassung seiner Erkrankung zu erstellen. Durch ein Bild wird eine abstrakte Diagnose zu etwas Greifbarem und Vorstellbarem – und somit zu etwas konkret Angehbarem.

Das kurze Erstellen einer Skizze im Gespräch mit dem Patienten bietet entschiedene Vorteile:

1. Auf diese Zeichnung können Sie jederzeit in folgenden Gesprächen zurückkommen, sie ergänzen und komplettieren. Die Zeichnung wächst mit der Behandlung.
2. Der Patient hat seine individuelle Übersicht in einem persönlichen Gespräch erhalten. Sie ist nur auf ihn zugeschnitten, betrifft nur ihn, ist nur für ihn gemacht.
3. Der Patient kann so den Inhalt besser mit seinen Angehörigen teilen, erklären und besprechen.
4. Ich habe gemerkt, dass skizzierte Inhalte von den Patienten besser verstanden und somit auch besser memorisiert werden als nur gesprochene Worte oder als Texte ohne Abbildungen.

Diese Zeit für eine Skizze zu Beginn der Behandlung ist natürlich für den Patienten, aber auch für den Arzt gut investiert. Denn häufig ist der Patient durch seine Erkrankung «im Ausnahmezustand», kann vieles nicht verstehen, sich vieles nicht merken, nicht einordnen oder (be)werten. Seine Skizze liegt bei ihm auf dem Nachtisch, jederzeit parat, um erneut studiert oder konsultiert zu werden.

Und ganz nebenbei bietet das Visualisieren von Problemen, Anatomie oder Krankheitszusammenhängen vor allem jüngeren Kollegen die Möglichkeit, ihr Wissen zu überprüfen – denn erst, wenn man etwas wirklich verstanden hat, kann man es auch aufzeichnen und in einfachen Worten erklären.

Auch das Zeigen und Erklären von Röntgenbildern oder der Verlauf von Laborwerten in einfacher schriftlicher Form ist bei vielen Patienten willkommen. Sie können dadurch aktiv ihren Heilungsverlauf mitverfolgen und Gründe für Untersuchungen und Handlungen besser nachvollziehen.

Wenn Sie am Ende solch eines kreativen Gesprächs in strahlende Augen blicken und der Patient Ihnen sagt: «Jetzt habe ich es endlich verstanden» – dann wissen Sie, dass Sie verständlich erklären (und wahrscheinlich auch zeichnen) können.

In Ordnung

Ein junger Patient war auf dem Spielplatz gestürzt und hatte sich seinen Oberarm knapp oberhalb des Ellbogens gebrochen. Der Bruch war verschoben und benötigte deshalb eine Operation.

Der Eingriff verlief gut, die Fraktur wurde gerichtet und mit Drähten fixiert, der Arm anschliessend in einer Gipsschiene verbunden. Wenige Tage nach dem Eingriff konnte der Knabe wieder nach Hause gehen. «Ihr habt meinen Arm wieder in Ordnung gebracht», freute er sich beim Austritt.

Patienten kommen, weil etwas «nicht in Ordnung» ist, weil sie Schmerzen haben, krank sind, eine Behandlung oder Operation benötigen. Das heisst, dass es zu einer Abweichung von ihrer Normalität gekommen ist, die sie mit unserer Hilfe wieder erreichen möchten.

Es gibt also einen «Vorher-Nachher-Zustand», von dem wir in der Regel nur Letzteren zu sehen bekommen. Wir als Behandelnde haben also in den meisten Fällen nur eine ungefähre Vorstellung des «Vorher», während der Patient ganz genau weiss, wie sich das «Vorher» anfühlte und was er wieder (zurück)erlangen möchte.

In Ordnung-Sein bedeutet im Allgemeinen, einen geregelten Alltag zu haben, sich selber sauber und gesund halten zu können. Es bedeutet auch, dass die Inhalte unseres Lebens ihren Platz finden, und auch, dass man sich in die Ordnung der Gesellschaft einreiht.

Es gibt also eine innere und äussere «Aufgeräumtheit», die jedem Ding seinen Platz und somit eine Berechtigung und einen Sinn gibt – «es stimmt» so für den Einzelnen.

Der Begriff «In Ordnung» beinhaltet somit eine Menge Dinge, die aus dieser Ordnung herausfallen können, entweder gewollt oder ungewollt wie im Falle von Krankheit oder Unfall.

Wenn sich jemand nicht mehr in Ordnung befindet, so setzt er alles daran, den Zustand der Ordnung wiederherzustellen. Wir können unsere Patienten hierbei unterstützen, ein Stück ihrer Ordnung wiederzufinden:

Ordnung
im Befinden:

Versichern Sie dem Patienten, dass man in solchen «Ausnahmesituationen» auch einmal wütend, traurig, müde, hässig oder ängstlich sein darf, dass diese Gefühle zum Menschsein dazugehören, und «in Ordnung» sind.

in den eigenen Gedanken:

Durch Gespräche, Fragen und Zuhören können Symptome gewertet und eingeordnet werden.

in den Abläufen:

Durch Erklärungen, Skizzen und Behandlungspläne können wir einen Überblick über das grosse Ganze geben, erläutern, was wann wie und warum passiert.

mit den Angehörigen:

Durch das Miteinbeziehen der nahestehenden Familienangehörigen bekommen sie ihren Platz in der Behandlung des Patienten.

mit Arbeitgebern und Versicherungen:

Durch die rechtzeitige Abgabe eines korrekt ausgestellten Zeugnisses wie auch durch die Korrespondenz mit den Krankenversicherern kann ein weiterer Beitrag zur Wiederherstellung der Ordnung geleistet werden, welche wiederum den Patienten durchaus erleichtern kann.

Wert und Wertigkeit

Ein älterer Herr war wegen einer Blutvergiftung, welche ihren Ursprung in einem fortgeschrittenen Tumor des Dickdarms hatte, in unserer Klinik aufgenommen worden. Neben der Behandlung folgten Abklärungen zu Art und Ausmass des Tumorleidens. Er war auffallend wenig an seiner Erkrankung interessiert, fragte nicht und nahm die ihm gebrachten Informationen entgegen, als beträfen sie jemand anderen. Im Gespräch kristallisierte sich immer mehr heraus, dass er sich nicht um sich, sondern einzig um seine ebenso alte Ehefrau, welche im Alltag auf ihn angewiesen war, grosse Sorgen machte, und sein ganzes Denken alleine auf sie ausgerichtet war.

Wir Behandelnden denken häufig in anderen Dimensionen und Wertigkeiten, als dies unsere Patienten tun. Wir sind in der Welt der Klinik mit Diagnosen, Therapien, Verordnungen, Untersuchungen, Analysen und Anmeldungen zu Hause und gewohnt, in diesen Bereichen zu denken und zu planen.

Die Gedanken unserer Patienten sind von anderen Schwerpunkten geprägt. Häufig sind Dinge, die uns banal oder nebensächlich erscheinen mögen, für sie von grosser Bedeutung.

Viele Patienten finden sich zum ersten Mal in der Situation als Patient wieder und haben keine Vergleiche, um Beschwerden, Gedanken oder Befinden zu werten, zu bewerten und einzuordnen. «Ist das schlimm?» oder «Ist das eine starke Therapie?» sind häufige Fragen im klinischen Alltag. Schlimm ist ein sehr subjektiver Begriff, und dieselbe Krankheit wird von verschiedenen Patienten als unterschiedlich schlimm empfunden und wahrgenommen. «Schlimm» hat für den Patienten zudem eine andere Bedeutung als für den Arzt. Hier sind wir gefragt, offen und ehrlich zu helfen: «Das ist unangenehm, aber nicht gefährlich», «Das sehen wir häufig» oder «Das ist normal bei dieser Erkrankung». Diese Wertung kann Entspannung und Entlastung bringen, solange sie ehrlich ist, und hilft vielen Patienten sehr, die eigenen körperlichen Beschwerden einzuordnen. Viele sind dadurch erleichtert und froh, «nichts Schlimmes» zu haben.

Aber auch «Das ist eine ernste Situation» oder «Das ist eine Komplikation, die einer zusätzlichen Behandlung bedarf» sind nicht nur unabdingbar wichtig, sondern helfen dem Patienten, sein Befinden und die verspürten Beschwerden einzuordnen.

Bei schweren Verletzungen, fortgeschrittener Erkrankung oder schlechter Prognose muss der Arzt aussprechen, was der Patient insgeheim schon spürt und seine Befürchtung in die Frage nach der Schlimmheit verpackt: «Ja, Sie haben recht, die Situation ist ernst» oder «Die Aussichten sind nicht gut» könnten die ehrlichen Antworten auf diese Fragen sein.

Von Zeiten, Rhythmus und Frequenz

Vor vielen Jahren war eine Frau mittleren Alters zur Operation bei Dickdarmkrebs hospitalisiert. Wir hatten an diesem Tag bereits vormittags die Visite mit dem Chirurgen absolviert, als später am Nachmittag viele Fragen von ihr kamen: zum Ablauf der Operation, über die Bedeutung des Befundes, zu ihrer Zukunft, wie es wohl weitergehe. Warum sie das denn nicht ihren Chirurgen fragte, wollte ich wissen. Die Antwort war so einfach wie traurig: «Ich traue mich nicht, ihn das zu fragen, denn er hat ja keine Zeit.»

«Der Arzt hat keine Zeit für mich», «Er war nur kurz da», «Ich habe nicht verstanden, was er meint» sind Sätze, die ich seit Beginn meiner Ausbildung in verschiedensten Variationen, aber mit der immer gleichen Kernaussage wieder und wieder höre.

Bereits im 3. Kapitel des Buches Kohelet ist jedem Inhalt des Lebens eine Stunde zugeteilt, sodass Gebären und Sterben, Weinen und Lachen, Schweigen und Reden wie auch Tod und Heilung ihren Platz erhalten.

Unsere Zeit ist weise eingeteilt – in 24 kleine Pakete, die als Stunden unseren Tag ausfüllen. Diese Einteilung gibt uns Mass, Proportion und Ordnung. Diese 24 Stunden des Tages sind immer gleich gegeben, die Wahrnehmung, die Zeit-Bedürfnisse, der innere Rhythmus, die Einteilung und der Umgang mit der Zeit ändern sich jedoch ständig, je nach Lebenssituation, wie zum Beispiel durch eine Erkrankung.

So divergieren die Zeitwahrnehmungen des Kranken und die des Arztes, der sehr viele Dinge in diesen 24 Stunden unterbringen muss.

Der Kranke verbringt als «Patient» im Sinne der «Patientia» viel Zeit mit Warten auf der Station. Der Arzt hingegen muss sehr viele Dinge in (subjektiv gefühlt) immer zu wenig vorhandener Zeit unter einen Hut bringen.

Eine wohlproportionierte, ausbalancierte Nutzung der Zeit ist eines der grossen Ziele, die auch ich mir jeden Tag vornehme: Die eigene Zeit im Griff zu haben – nicht im Griff der Zeit zu sein.

Vieles, wie zum Beispiel eine Krankheit, kommt aber ungelegen – es kommt zur Unzeit. «Damit habe ich jetzt nicht gerechnet» oder «Das passt jetzt gar nicht» sind häufige Bemerkungen der Patienten.

Was wir tun können, ist, diesen Kranken wieder etwas Ordnung, Orientierung, Struktur und somit Sicherheit zu geben: Das Besprechen eines ungefähren Zeitplans mit kleineren und grösseren Schritten oder auch das Aufhängen eines grossen Kalenders bei deliranten Patienten können eine grosse Hilfe sein.

Viele fragen nach dem Austrittsdatum – nicht weil sie «stürmen» oder weil sie so schnell wie möglich gehen wollen, sondern damit sie sich «darauf einstellen können», damit sie sich mit ihren Angehörigen, mit ihren Freunden und mit dem Arbeitgeber (der seinerseits Bescheid erwartet) absprechen, sich organisieren und planen können, um ihren Verpflichtungen nachzukommen oder diese abzugeben (wie zum Beispiel Betreuung von Kindern, Angehörigen oder auch Haustieren, Engagement in Vereinen, Absagen oder Verschieben von gebuchten Reisen usw.).

Trotz des vollgepackten Tages eines Arztes sollen, ja müssen und wollen wir uns Zeit für den einzelnen Kranken nehmen, denn er ist doch die Hauptperson – notabene: Ein Spital oder eine Praxis ohne Patienten funktioniert nun mal nicht.

Wir nehmen uns also die Zeit und einen Stuhl, setzen uns zum Patienten ans Bett – und hören ihm zu. Auf die einfache

Frage «Wie geht es?» kommen die unterschiedlichsten Antworten, welche nach ein paar Momenten Zuwarten häufig weiter ausgeführt werden und Überraschendes und Erstaunliches zutage fördern können.

Keine Sorge – es wird nicht jeden Tag einen stundenlangen Exkurs in die Biografie des Patienten geben, denn das wollen die meisten Patienten auch nicht.

Dem Patienten aber in Ruhe zuzuhören, sich die Zeit zu nehmen, ihn und seine Sorgen zu verstehen, seine Fragen zu beantworten, kann seinen Teil zur Genesung beitragen.

Auch das regelmässige Erscheinen zur täglichen Visite, das Vereinbaren der nächsten Schritte, wie zum Beispiel die nächste Laborkontrolle oder das geplante Austrittsdatum, sind wichtige Orientierungsmarken, sind «Anker» im ungewohnten Klinikalltag des Kranken.

«Danke, dass Sie sich Zeit für mich genommen haben», sagte ein Patient kürzlich beim Verabschieden, als er nach Hause gehen konnte, «ihr habt ja so viel zu tun.»

Nenne mich beim Namen

Der Patient hatte einen Namen, der aus der Feder eines zeitgenössischen Komponisten stammen könnte – eine interessante Abfolge von Konsonanten und Umlauten, welche eine intuitive und einfache Aussprache für normal sprachbegabte Menschen nahezu verunmöglichte, sodass ich bald eine Hitliste der häufigsten Aussprachevarianten erstellen konnte. Ich fragte ihn, wie man denn seinen Namen richtig ausspreche, und überraschenderweise war die Artikulation verblüffend einfach – ganz anders als die auf dem Papier stehende Buchstabenfolge es suggerierte.

Der eigene Name gehört zu den ersten Dingen, die wir bekommen, sobald wir auf der Welt ankommen. Er begleitet uns das gesamte Leben, ist uns mit Klang und Bedeutung ein enger Vertrauter und bleibt auch nach unserem Tod in den Köpfen und Herzen der Menschen bestehen.

In Psalm 91, Vers 14, wird dem Leser Schutz zugesichert, weil er den Namen Gottes kennt.

Mit dem Kennen und Nennen des Namens zeigen wir dem Gegenüber unsere Achtung und Wertschätzung seiner selbst, dass wir ihn als den Menschen wahr-nehmen und ihn er-kennen, als derjenige, der er ist.

Bei wem von uns hinterlässt es keinen schalen Nachgeschmack, wenn unser eigener Name verwechselt oder falsch ausgesprochen wird? Wie kann ich darauf vertrauen, dass er sich für mich einsetzt und in meinem Sinne entscheidet und handelt, wenn das Gegenüber meinen Namen nicht kennt?

Es lohnt sich also, einige Sekunden aufzuwenden, um sich den Namen anzusehen, um sich falls nötig eine (möglichst kreative) Eselsbrücke auszudenken – oder den Patienten direkt zu fragen, wie man seinen Namen richtig ausspricht. Ich habe noch keinen Patienten erlebt, der sich nicht über diese Frage gefreut und die Aussprache (und vielleicht auch die Herkunft des Namens) bereitwillig erklärt hätte.

Privacy, please

Während meiner Ausbildung habe ich Sechsbettzimmer in mehreren Spitälern erlebt: Bei Kindern war diese Unterbringung unkompliziert und bot häufig die Möglichkeit, neue «Gspänli» und Leidensgenossen zu finden. Oft wurde es in diesem Saal mit besuchenden Eltern und Geschwistern laut und eng, und die Platzverhältnisse liessen eher an einen Campingplatz als an ein Spital denken. In der Erwachsenenmedizin empfand ich diese vollbelegten Zimmer als erdrückend, unruhig und wenig heilungsfördernd – an Privatsphäre war nicht zu denken.

Als Patient in einem Einbettzimmer (und noch mehr in einem Zweibettzimmer) ist man ein Stück weit «ausgestellt». Alle paar Minuten klopft es an der Türe, im gleichen Moment geht sie auf und jemand kommt ins Zimmer: Die Pflegenden, der Arzt, Mitarbeiter von Küche, Reinigung, technischer Dienst, Seelsorge, der Physiotherapeut oder Besucher treten ein (die Aufzählung liesse sich noch beliebig verlängern) – und die meisten kommen mehrmals am Tag wieder. Häufig passt es, manchmal auch nicht. In allen möglichen und unmöglichen Situationen muss der Patient mit einem plötzlichen Besucher in seinem Zimmer rechnen.

Die eigenen Habseligkeiten liegen meistens verstreut und offen auf dem Nachtisch, die restlichen Dinge finden in wenigen Schubladen oder Schränken ihren Platz.

Der einzige Rückzugsort des Patienten ist – neben der Toilette – sein Bett. Und diesen gilt es zu respektieren. Häufig sehe ich Kollegen, die sich ohne zu fragen zu den Patienten an die Bettkante setzen, um etwas zu besprechen – und begehen so einen «Hausfriedensbruch» im Miniaturformat.

Äusserst selten nehme ich dort einfach Platz; falls es aus Platzgründen wirklich nicht anders möglich ist, frage ich den Kranken, ob es für ihn in Ordnung ist, dass ich mich kurz zu ihm setze.

Auch das Hinausbitten des Besuchs des Patienten und des Bettnachbarn für die Visite, das Anbringen eines Sichtschutzes (wie zum Beispiel das Ziehen eines Vorhangs) zwischen den Betten für die Visite, wie auch das Aufsuchen eines separaten Zimmers für vertrauliche Gespräche oder Untersuchungen sind nötige und wichtige Handlungen, um die schon sehr begrenzte Privatsphäre des Kranken so weit wie möglich zu wahren – im Wissen, dass er durch seine Erkrankung in einer verletzlichen Situation ist, in der viele Menschen sich gerne zurückziehen (würden).

Das Wahren der Privatsphäre des Patienten braucht keinen grossen Aufwand in unserem klinischen Alltag. Die Kunst ist vielmehr, daran zu denken, und diese kleinen, wichtigen Handlungen konsequent umzusetzen.

Die kleinen Beispiele aus dem Alltag

«Kennen Sie die Formel 1, das Autorennen?», frage ich die Patienten, wenn es im Heilungsverlauf nicht geradeaus geht, sondern Komplikationen wie ein Abszess, eine Lungenentzündung oder eine Darmlähmung auftreten.

«Ja», sagen die meisten. «Wenn die Rennwagen eine gewisse Zeit gefahren sind, müssen sie einen Boxenstopp einlegen, damit sie das Rennen anschliessend frisch gestärkt weiterfahren können.» «Ja», sagen die meisten wieder. «Sie machen gerade so einen Boxenstopp, damit Sie nachher wieder zurück auf die Rennstrecke fahren können.» «Ah ja, jetzt verstehe ich besser», sagen die meisten, und können so ihre Situation eher einordnen.

Sich mit Krankheitsbildern auszukennen ist unsere Aufgabe – sie zu erklären auch.

Für den Patienten ist die Welt der Medizin häufig etwas Abstraktes, das er nicht einordnen, nicht verstehen kann: Angefangen von Fachbegriffen lateinischen oder griechischen Ursprungs, über pathophysiologische Mechanismen oder biochemische Abläufe bis hin zu ihm bisher unbekannten Untersuchungsmethoden und Behandlungen. Er möchte wissen, was diese Dinge für ihn bedeuten, wo er in diesem Mosaik der vielen Unbekannten seinen Platz hat.

Wenn diese abstrakten Dinge mit einem geläufigen Beispiel aus dem Alltag verknüpft oder verglichen werden, bieten wir dem Patienten die Möglichkeit, das Unbekannte ein Stück weit einzuordnen und die Mechanismen im Grunde begreifen zu können.

Umso vertrauter die Dinge, welche wir als Beispiele benutzen, desto leichter kann er verstehen.

«Wo ist der Unterschied zwischen diesem Schmerzmittel Dafalgan® und meinem gewohnten Schmerzmittel Panadol®?», fragte die Patientin im Austrittsgespräch. «Es ist der gleiche Wirkstoff: gleiche Familie, Zwillinge sozusagen.» «Und dieses Schmerzmittel, Metamizol?» «Ist auch ein Schmerzmittel: andere Familie, aber gleiches Dorf.» «Ah ja, jetzt verstehe ich.»

«Können Sie mir schon sagen, ob ich eine Chemotherapie brauche?», fragte die ältere Dame morgens auf der Visite. «Wir müssen erst die Resultate aller Untersuchungen abwarten, bis wir eine Empfehlung geben können», sagte ich zu ihr. «So wie ein Mosaik aus vielen einzelnen Steinchen besteht, ist es auch bei Ihrer Abklärung: Jede Untersuchung bringt uns ein weiteres Mosaikstückchen, bis wir am Ende ein vollständiges Bild haben. Erst dann können wir Ihnen eine Behandlung empfehlen.» Die Dame nickte verständnisvoll mit dem Kopf – nun konnten wir gemeinsam die einzelnen Mosaiksteinchen zusammentragen.

Der gesunde Arzt

Jeden Tag auf der Visite begrüsste mich der Patient nach der Magenkrebsoperation mit folgenden Worten: «Schön, dass Sie heute vorbeikommen, wie geht es Ihnen, Frau Doktor?»

Ich war im ersten Moment überrascht, hatte doch dieser Mensch schon eine lange Behandlung seiner Krebserkrankung hinter sich. Diese so leicht beiläufig erscheinende Frage hat mich sehr zum Nachdenken angeregt. Zum einen brach dieser Patient das klassische Rollenverhältnis auf – war es doch *meine* Aufgabe, mich um *sein* Befinden zu kümmern – und gleichzeitig erhob er diesen Austausch – sehr zu meiner Freude – zu einer Begegnung auf Augenhöhe.

Unser Umgang mit Patienten ist geprägt durch den Umgang mit uns selber, spiegelt die eigenen Wertigkeiten, aber auch Befindlichkeiten wider. Wir schöpfen aus unserem Erfahrungsschatz des Lebens, und können uns sicherlich ein Stück weit durch eigene Erlebnisse von Krankheit und Genesung besser in die Situation der uns anvertrauten Patienten hineinversetzen.

In der Beziehung Arzt–Patient werden meistens zwei Rollen eingenommen: Der Patient als hilfesuchender Mensch, welcher den Arzt mit der Heilung seiner Krankheit beauftragt, und der Arzt, welcher diesen Patienten mit seinem Wissen und den ihm zur Verfügung stehenden Möglichkeiten heilen will.

Wie schon Hermes Trismegistos in der Antike sinngemäss schrieb: «Wie innen, so aussen» sollten auch wir als Behandelnde einen Blick auf *unser* Inneres werfen, um im Aussen unsere Patienten weiterhin gut, zufrieden und sicher behandeln zu können.

Wie soll ein Arzt andere Menschen heilen können, wenn er selbst nicht gesund ist?

So wie wir uns um unsere Patienten kümmern, haben wir auch eine «Sorgfaltspflicht» gegenüber unserer eigenen Person. In den Jahren habe ich selbst mehrfach erfahren müssen (dies sei mit einem kleinen Schmunzeln angemerkt), dass Ärzte als Patienten durchaus anspruchsvoller sein können als Nichtmediziner. Zudem tragen sie Beschwerden häufig länger mit sich, wegen derer sie ihre eigenen Patienten bereits längstens krankgeschrieben oder behandelt hätten.

Mitunter kann es für den erkrankten Arzt ein sehr ungewohnter Perspektivenwechsel sein, ärztliche Hilfe in Anspruch nehmen zu müssen und nun als Kranker, als Patient geschwächt auf die Unterstützung anderer angewiesen zu sein und einen Teil der Verantwortung an Kollegen abzugeben. Die Tatsache, dass ein Kollege nun etwas für, mit oder an uns tut, kann mit Scham behaftet sein, auch weil nun die Behandlung einer Erkrankung benötigt wird, die wir ja vielleicht selber (noch) therapieren könnten oder zumindest meinen, dies zu können oder können zu müssen.

Wir dürfen uns als Behandelnde nicht in falscher Sicherheit wiegen, denn die Rolle als Arzt schützt nicht vor Erkrankung oder Unfall, macht uns nicht immuner als alle anderen Menschen – auch wenn wir durch unser Fachwissen eher vorbeugende Massnahmen treffen und Beschwerden besser einordnen könn(t)en.

Eine besondere Situation sind kranke Angehörige eines Arztes. Hier ist er gewaltig in der Zwickmühle: Soll er sich fachlich bei den Kollegen einbringen oder doch lieber zurückhaltend das Ruder den anderen Ärzten überlassen?

Wie sind die Erwartungen der Familie? Wollen Sie den Arzt in seiner Rolle als Arzt sehen – auch wenn es vielleicht gar nicht sein Fachgebiet ist (wann hat der Radiologe zum letzten Mal eine akute Schizophrenie behandelt, der Psychiater einen Bauch von innen gesehen oder der Pathologe eine Chemotherapie durchgeführt)? Wünschen die Angehörigen die fachliche Unterstützung im Hintergrund für die Kommunikation mit den behandelnden Kollegen? Sind sie einfach nur froh darum, zu wissen, dass sie die Rückendeckung eines Arztes aus den eigenen Reihen haben? Oder wollen sie das «Spielfeld» komplett den behandelnden Kollegen überlassen?

Die Antworten können je nach Charakter, Fachrichtung und Familiengefüge natürlich völlig unterschiedlich ausfallen. Wichtig ist, zuerst mit sich selber im Klaren zu sein, wie weit man fachlich «fit» ist, um Entscheide in diesen meistens sehr emotional behafteten Situationen überhaupt treffen zu können und zu wollen, und sich nicht in eine Rolle drängen zu lassen, die man nicht erfüllen kann oder will.

Auch als Arzt hat man das Recht dazu, einfach nur da zu sein, sei es als Elternteil, Partner oder Kind – als Angehöriger. Einige Kollegen haben dadurch das Gefühl, «nicht genug zu tun», obwohl sie genau dies gerade tun: Denn allem voran gehören sie zur Familie.

Anstatt eines Nachworts: Die kleinen Dinge zählen

Der ältere Herr sollte operiert werden, aber seine Blutgerinnung war nicht im Zielbereich. Bald fiel auf, dass er eigene Tabletten in seinem Nachttisch hatte, und diese auch einnahm. Es stellte sich heraus, dass er seine blutverdünnenden Medikamente weiterhin schluckte, da er sie ja aufgrund des geplanten Eingriffs von uns nicht mehr erhielt. Darauf angesprochen sagte er überrascht: «Ja, ich nehme diese Medikamente schon lange, ich wusste nicht, dass es wichtig ist, dies zu sagen.»

So wie sich dieses gesamte Büchlein an Behandelnde und Patienten gleichermassen richtet, so sollen auch die abschliessenden Worte beide Seiten finden.

Es ist nicht nur der Arzt aufgefordert, sich zum Patienten zu setzen – auch der Patient muss sich aufrichten, um sich mit dem Arzt auf Augenhöhe austauschen zu können.

Es mag banal klingen, aber es sind die kleinen Dinge, die in ihrer Summe dazu beitragen, dass *das grosse Ganze* stimmt – der Teufel steckt bekanntlich im Detail, und dies zeigt sich auch bei der täglichen Arbeit in der Klinik.

Am Anfang dieser Sammlung stand der junge Assistenzarzt Lukas, der nach Ratschlägen für den Umgang mit Patienten im klinischen Alltag fragte. Hier ist nun mein Versuch, die von Lukas gewünschten Anregungen als Essenz der vorangegangenen Kapitel in loser Folge zusammenzustellen:

Wenn Sie einem neuen Patienten begegnen, stellen Sie sich mit Name und Funktion vor und sprechen Sie ihn mit seinem korrekten Namen an.

Begeben Sie sich auf Augenhöhe mit dem Patienten: «Setzen Sie sich doch», sagte die etwas kleine füllige Dame auffordernd zu ihrem schlanken und gross gewachsenen Arzt, «ich bin sonst so klein.»

Notabene: sich einen Moment zum Patienten zu *setzen* kostet gleich viel Zeit, wie einen Moment neben dem Bett zu *stehen*. Sich hinzusetzen ist aber in der Wahrnehmung des Kranken unendlich wertvoller.

Bitte lassen Sie Ihren Händen «freien Lauf», und stellen Sie sich nicht mit verschränkten Armen neben dem Bett auf – ausser, Sie wollen bewusst eine Barriere zwischen sich und dem Patienten erschaffen.

Realisieren Sie die Begegnung auf Augenhöhe nicht nur physisch, sondern auch im Gespräch, als die Begegnung von Mensch zu Mensch. Behandeln Sie Ihre Patienten so, wie sie Ihre Familie behandelt wissen wollen.

Nehmen Sie sich bewusst einen Moment Zeit für das Gespräch, für die Visite oder eine Untersuchung. Lassen Sie den Patienten ausreden und seine Fragen stellen – wissend um sein Befinden im «Ausnahmezustand», welcher häufig mit Angst, Ungewissheit oder auch Ungeduld einhergeht.

Verschanzen Sie sich während des Gesprächs nicht hinter einem Computerbildschirm oder einem anderem Mobiliar, auch wenn diese Möglichkeit manchmal verlockend sein kann.

Wir als Behandelnde müssen um die Ungeduld der «patientias» auf der Station wissen und sollten die gleiche Geduld aufbringen können, die wir von den Kranken verlangen, um mit ihnen den mitunter langen und steinigen Weg gemeinsam zu gehen und meistern zu können.

Respektieren und schützen Sie die Privatsphäre des Patienten – wie würden Sie sich in einem Spitalnachthemd vor fremden Menschen fühlen?

Sprechen Sie mit dem Patienten in einer klaren und schlüssigen Sprache, vermeiden Sie für ihn unverständliche Fachbegriffe und brechen Sie die Zusammenhänge auf das Wesentliche herunter. Viele Kranke trauen sich nicht, nachzufragen und erhalten somit nicht all die Informationen, welche ihnen eigentlich zugedacht sind.

Sprechen Sie auch unangenehme oder schwierige Themen direkt an, viele Patienten sind Ihnen dafür dankbar.

Helfen Sie dem Kranken, seinen Zustand und sein Befinden zu werten und einzuordnen. Unterstützen Sie ihn auf dem Weg der «Un-Ordnung» zurück zum Zustand des «In Ordnung-Seins».

Unterschätzen Sie die Wirkung der klinischen Untersuchung nicht, die neben dem Einholen von medizinischen Informationen bereits ein Teil der Be-Handlung sein kann.

Eine einfache Skizze kann Ihre Erklärungen verdeutlichen und gibt dem Patienten ein Stück persönliche Information zur Hand. Verdeutlichen Sie Ihre Ausführungen mit einfachen Beispielen aus dem Alltag.

Geben Sie dem Patienten ein grobes Zeitraster, damit er und auch seine Angehörigen sich organisieren und zumindest ein Stück weit planen können.

Die Angehörigen gehören dem Patienten an – und gehören somit ein Stück weit mit zur Behandlung des Patienten.

Vor vielen Jahren schrieb der unbekannte Autor (siehe Anhang), dass wir als Behandelnde jeden Tag zur Arbeit kommen, der Patient hingegen kein *Profi* sei. Vielleicht ist der Ihnen anvertraute Kranke zum ersten Mal überhaupt im Spital, und hofft in seinem persönlichen Ausnahmezustand auf Ihre kompetente Unterstützung und Hilfe.

Anhang

Advice from a Patient[2]

This may be a normal day at work for you
But it`s a big day in my life.

The look on your face and the tone of your voice
can change my entire view of the world.

Remember, I`m not usually this needy or scared

I am here because I trust you, help me stay confident

I may look like I`m out of it,
but I can hear your conversations.

I`m not used to being naked around strangers.
Keep that in mind.

I`m impatient because I want to get the heck out of here.
Nothing personal.

I don`t speak your language well.
You`re going to do what to my what?

I may only be here for four days.
But I`ll remember you the rest of my life.

Your patients need your patience.

2 Autor unbekannt